AF458860

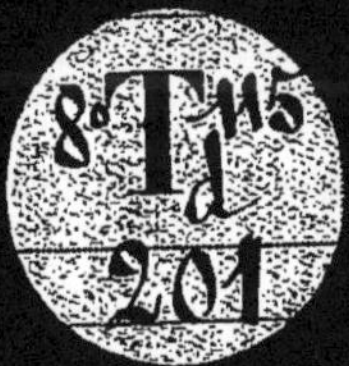
8° T 115 d 201

La péritonite appendiculaire

par

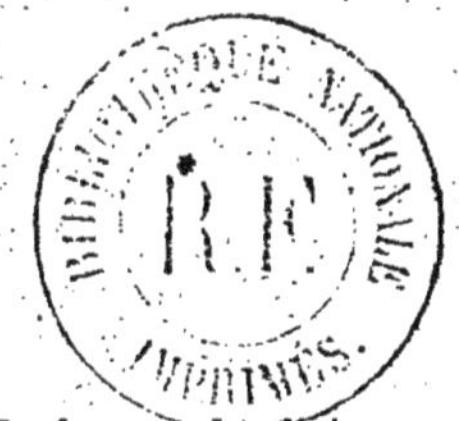

C. With,

Professeur de clinique médicale à la Faculté de médecine de Copenhague
Médecin de l'hôpital Frédéric.

Communication faite au congrès périodique international des sciences médicales 8ème session.

Copenhague.
Imprimerie de J. H. Schultz.
1884.

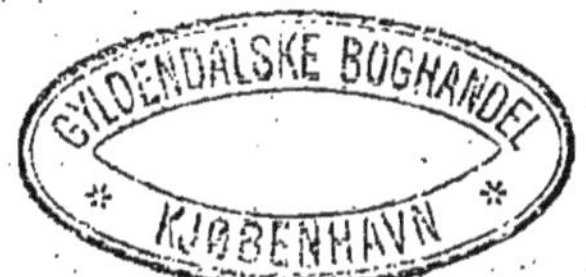

Messieurs!

La fosse iliaque droite étant l'origine d'inflammations sérieuses très fréquentes et appartenant à l'une des régions les plus interessantes de l'abdomen a depuis long temps déjà attiré l'attention des médecins. Il faut pourtant regretter le manque d'accord et de clarté des différentes théories, par lesquelles on a essayé d'expliquer les altérations pathologiques, qui se manifestent dans cette région.

Mais pourquoi ce cas n'est il pas encore éclairci? En voici sans doute la cause.

La pathologie de cette région, qui semble aussi simple et aussi peu compliquée que celle de son anatomie et de sa physiologie, manifeste cependant des particularités, qui la font contraster de la manière la plus évidente avec la région opposée. On ne pouvait s'expliquer ni les inflammations si fréquentes de la région iliaque droite, ni la transformation de l'inflammation en abscès, ni la terminaison de l'inflammation par une péritonite. Quand on essaya de s'expliquer ces phénomènes, on tomba dans la plus grande confusion soit quant au nom donné à ces inflammations soit quant à leur origine et à leur traitement.

Ces inflammations autrefois connues sous le nom „d'abscès ou tumeurs phlegmoneuses de la fosse iliaque droite“ ont été plus tard nommés Typhlite ou Perityphlite. Quelques médecins y comprenaient donc les inflammations du coecum et du tissu cellulaire environnant tandis que d'autres employaient le mot „Pérityphlite" comme nom commun de toutes ces inflammations de la fosse iliaque droite sans se demander, si le mal venait du coecum, ou de l'appendice vermiforme, ou du tissu cellulaire ou du péritoine; d'autres appelaient l'inflammation du tissu cellulaire „Paratyphlite" et ne comprenaient par „Pérityphlite" que la péritonite circonscrite, due à l'ulcération ou perforation de l'appendice vermiforme, d'autres encore ajoutaient une grande importance à la pérityphlite primaire et idiopothique qu'ils mettaient à l'opposition de la pérityphlite secondaire, et enfin on regardait aussi le coecum et l'appendice vermiforme comme un seul organe sans attribuer à l'appendice aucune importance pathologique.

Comme on était incapable de séparer trés-nettement ces Typhlite, Pérityphlite et Péritonite, et comme elles se trouvaient très souvent reunies, sans qu'on pût savoir quelles étaient les primaires ou les secondaires, il n'y avait pas à s'étonner si le traitement était insuffisant. En général on ordonnait tantôt des cataplasmes, tantôt des saignées locales, ou des agents narcotiques, ou des purgatifs, le tout, selon ce que les cas particuliers demandaient, aussi ne-tarda-t on pas à s'apercevoir, qu' on n'était en aucune manière maître de la maladie, l'inflammation semblant continuer sa marche quelque fût le traitement, de sorte qu' un grand nombre des cas, qu'on appelait les légers, se guérissaient, tandis que d'autres, qui au commencement semblaient souvent aussi légers, changeant subitement de caractère, suivaient une marche périlleuse, en formant un abscès ou en se terminant par une péritonite mortelle. Voyant le traitement médical échouer ainsi, on allait demander l'aide de la chirurgie. Alors la question n'était plus de savoir, quelle était l'origine ou la nature de la maladie, mais on ne s'ocupait que de savoir, si le pus s'était formé, ou s'il y avait un abscès; et par conséquent, le but du traitement était de faire évacuer le pus aussitôt que possible et sous les cautèles les plus rassurantes. Mais est-ce la meilleure manière de résoudre les questions thérapeutiques? Etait-il juste d'appliquer le nom „Pérityphlite" à toutes les inflammations primaires de la fosse iliaque droite, était-il juste de garder les noms Typhlite, Pérityphlite et Péritonite malgré le peu d'intelligence qu' on avait des altérations pathologiques, et malgré l'impuissance de la faculté à les séparer l'une de l'autre en se contentant d'un traitement symptômatique, jusqu' au moment où un abscès formé, ou une péritonite universelle et menaçante exigeait le secours de la chirurgie? Ne vaudrait-il pas mieux rechercher d'abord attentivement l'origine et la nature de ces inflammations, puis, selon le cas, déterminer le traitement. Personne ne peut douter, que ce soit là le seul chemin à suivre, et la raison pour laquelle on ne l'a pas toujours suivi, c'est, qu'on ne s'est pas fait une idée assez juste de la grande importance de l'appendice vermiforme dans la pathologie. On a cru, qu'il ne jouait pas un plus grand rôle dans la pathologie que dans la physiologie, tandis qu'en réalité il gouverne toute la pathologie de la fosse iliaque droite, où il se trouve caché comme un ver d'autant plus dangereux qu'il paraît innocent.

On sera bien convaincu, qu'il en est vraiment ainsi, si on examine les résultats des autopsies, sur lesquelles est fondée toute notre science pathologique. Est-ce qu'elles ne nous montrent pas chaque jour, que la plus grande partie des suppurations primaires mortelles de la fosse iliaque droite ainsi que presque toutes les péritonites mortelles neés dans la fosse iliaque droite doivent leurs origine à une ulcération ou à une perforation de l'appendice vermiforme? Telles sont les expériences de l'Europe et de l'Amérique, et s'il se trouve encore quelques pays, où l'on ne partage point ces opinions, on peut dire avec certitude, que de tristes expériences en démontreraient la vérité. La solution de cette question n'a pourtant point écarté toutes les difficultés. Voici donc la seconde question. Quels sont les rapports de ces cas mortels, dont l'origine dûe à une perforation de l'appendice vermiforme est prouvée par les autopsies, avec les nombreux cas nommés Typhlites et Pérityphlites, qui guérissent d'une manière quelconque, soit que l'inflammation se termine par résolution ou par un abscès, quand le malade a suivi un traitement médical ou subi une opération? La solution de cette question est de la plus grande importance. Les cas de Typhlites et Pérityphlites, qui guérissent sont-ils d'une tout autre nature, que ceux, qui se terminent par la mort? Les premiers dépendent-ils d'une inflammation légère de la paroi de l'intestin ou de ses environs, et les seconds doivent-ils seulement leur terminaison fatale à une perforation de l'appendice vermiforme? Ou sont ils tous, les cas guérissables aussi bien que les cas mortels, de la même nature, de telle manière, que les cas légers ne suivent qu'une marche plus bénigne par suite de circonstances tout à fait particulières. Cette opinion est sans doute la seule juste. Mon avis est donc, que la maladie décrite sous le nom de pérityphlite, tire son origine de l'appendice vermiforme, soit qu'elle suive une une marche heureuse, se manifestant seulement par des douleurs spontanées ou par des douleurs par pression, soit qu'elle se complique de vomissements et même d'une tuméfaction de la région, soit enfin qu'un abscès ou qu'une péritonite par perforation se développent; et voici pourquoi je me suis attaché à cet avis. Quand on a l'occasion de soigner un grand nombre de malades, atteints de ces affections, on est bientôt obligé de remarquer la gradation presque insensible, qui existe entre les cas les plus graves, qui se terminent par la mort, et ceux, qui en sont seulement menacés, et entre tous les cas, plus ou moins graves, jusqu'aux cas légers et même les plus légers. A-t-on ainsi observé une série de cas de péritonites universelles, mortelles, d'une marche aigüe, et dont l'autopsie a prouvée la perforation de l'appendice vermiforme, et voit-on quelque temps après des cas, dont les symptômes, se développant de la même manière, atteignent une intensité dangereuse, sans que la mort en résulte; puis a-t-on des cas, qui, tout en ayant eu le même commencement, n'atteignent qu'un développement moins sérieux, mais dont quelquesuns par suite de fautes, commises dans le régime, ou par toute autre cause changent subitement de caractère pour se terminer par une péritonite mortelle due à une perforation; et a-t-on enfin des cas, dont on ne voit que le commencement du développement, mais un commencement, qu'on a appris à redouter, parcequ'il rappelle trop celui des cas mortels, — on ne peut donc pas douter, dis-je, qu'on s'est trouvé en présence d'une série de cas analogues et ayant la même origine: la perforation de l'appendice vermiforme, qui dans les cas légers n'a provoqué qu'une irritation passagère du péritoine, avec une inflammation adhésive, et qui dans les cas sérieux a causé une péritonite locale, caracterisée par une exudation plus grande ou même par un abscès, tandis qu'une péritonite universelle s'est manifestée dans les cas mortels. — Voici encore un fait qui doit être cité: il arrive que l'on trouve très-souvent dans les cadavres des altérations pathologiques de l'appendice vermiforme sans qu'on puisse savoir, si pendant la vie elles se sont manifestées par quelques symptômes, mais qui cependant peuvent être soupconnées d'avoir causé autrefois des accès de coliques ou même des pérityphlites légères.

Les abnormités qu'on rencontre le plus souvent sont des adhérences de l'appendice vermiforme aux organes environants, des cicatrices, des ulcérations de la paroi de l'appendice, des rétrécissements ou une oblitération plus ou moins grande de son conduit et enfin la disparition complète de l'appendice dans un tissu cicatrisé, dans lequel un petit kyste est quelquefois la seule preuve de son existence.

Enfin on trouve, que des malades morts par suite de grandes suppurations de la fosse iliaque droite ou par suite d'une péritonite universelle, due à une perforation de l'appendice vermiforme, ont eu autrefois des coliques aigües dans la région droite du bas de l'abdomen ou même des symptômes d'une pérityphlite plus ou moins prononcée.

Quand on considère les inflammations de la fosse iliaque droite comme étant surtout le résultat de la même altération pathologique, ayant selon leur développement des apparences différentes, tantôt légères, tantôt sérieuses et même graves, on doit, désirer donner à cet état morbide un nom convenable, de telle sorte, que dans la nomenclature il puisse aussi être compris comme une maladie caractérisée. Ce qui est propre à ces inflammations, ce n'est ni l'inflammation du tissu péricoecal ni celle de la paroi du coecum, qui peut être ulcérée ou non, mais c'est la péritonite ciconscrite résultant d'une perforation de l'appendice vermiforme tantôt redoutée seulement et tantôt déclarée.

La péritonite étant ainsi le symptôme principal au point de vue de la clinique de toutes les périodes de la maladie, et comme cette péritonite présente cette particularité, qu'elle tire son origine de l'appendice ileo-coecal, il me semble, que le nom de péritonite appendiculaire, serait le plus convenable; je comprends donc dans cette appellation et la péritonite légère adhésive, qui souvent précède la perforation, et la péritonite locale et universelle, qui lui succède. La maladie a ainsi trois degrès bien caractérisés au point de vue de leur anatomie et de leur clinique qui sont: la péritonite appendiculaire adhésive, locale et universelle.

Voici ce que ces degrés ont de particulier: malgré que l'un soit le développement immédiat de l'autre et malgré leur uniformité sous certains rapports, ils se séparent cependant, non seulement quant à la clinique, mais l'un des trois degrés peut se manifester avec une certaine indépendance sans être précédé par aucun des autres. La maladie peut ainsi commencer par une péritonite universelle, les autres degrés passant si rapidement, qu'on ne les aperçoit presque pas; elle peut aussi en apparence commencer comme une péritonite locale sans se développer davantage, tandis qu'on ne lui accorde presque aucune importance, quand elle se manifeste sous la forme adhésive. De ces deux circonstances: la grande différence qui existe entre les trois périodes de la maladie et l'indépendance avec laquelles elles se montrent quelquefois, il est resulté, que l'on a négligé les faits, qui les unissent au point de vue de l'anatomie et de la clinique. Je vous demande donc, messieurs, la permission de caractériser brièvement la symptômatologie, le diagnostic, le pronostic et le traitement de ces trois périodes.

La péritonite appendiculaire adhésive: On a trés souvent dit, que les ulcérations de l'appendice vermiforme ne pouvaient pas être reconnues avant la perforation. Cette opinion n'a fait que du mal. Il est vrai, que l'on n'a point de certitude absolue, mais les symptômes peuvent cependant être assez óvidents, pour qu'on y fasse attention, et qu'on se sente en présence du commencement d'une maladie des plus graves. Si l'on se trompe sur les symptômes, ou si le traitement est mauvais, tout peut cependant aller bien, mais il peut aussi arriver, qu'au bout de quelques heures ou de quelques jours il soit trop tard pour réparer la faute. Les symptômes sont: des coliques d'une manifestation trés-aigüe, plus ou moins violentes, dont le siège est le bas de l'abdomen et qui notamment sont accompagnées d'une certaine sensibilité de la fosse iliaque droite, de nausées, de quelques vomissement ou de diarrhée. Peu importe que le malade ait commis des abus, peu importe que les symptômes présentent les apparences d'une affection catarrhale de l'intestin, il faut toujours se rappeler, que la fin peut être fatale si l'on se trompe, tandis qu'un traitement, approprié à une perforation probable, ne fait courir aucun risque au malade et lui procure du soulagement. On lui recommande un repos complet et de garder le lit; on emploie des cataplasmes sur l'abdomen, on lui donne à boire un peu de thé, de la soupe d'avoine et de 10 à 15 gouttes de teinture d'opium ou une petite injection de morphine deux ou trois fois par jour, le tout selon l'intensité des douleurs.

Il faut surtout se gardes d'employer des purgatifs; on doit même, augmenter les doses d'opium, si le malade a besoin d'aller à la selle. En suivant un tel traitement, le malade sera, au bout de quelques jours, à l'abri de tout danger. On pourrait appeler les symptômes de cette période coliques appendiculaires, comme on dit coliques rénales, ou coliques hépatiques.

La péritonite appendiculaire locale peut, ou débuter par un malaise général et par des symptômes gastriques, ou se manifester tout d'un coup: Les symptômes sont: des douleurs vives, des vomissements, une sensibilité et une tension considérables et une certaine résistance de la fosse iliaque droite, où l'on trouve, tantôt immédiatement, tantôt plus tard, quand la sensibilité permet une examination plus exacte, un gonflement ou une tumeur plus on moins considérable. Les douleurs viennent de différents points. Le plus souvent elles ont leur origine et leur siège dans la fosse iliaque droite, mais quelquefois les malades se plaignent de douleurs dans l'épigastre, autour de l'ombilic ou dans la région hypogastrique; ce n'est donc que plus tard, que les douleurs se déclarent dans la fosse iliaque droite. Elles sont le plus souvent continues, plus on moins vives et quelquefois coupeés par de petits intervalles; la pression, la toux, et la respiration profonde les augmentent. Quelques malades sont seulement empêchés de dormir, tandis que d'autres sont obligés de se courber ou de se tordre, d'autres se plaignent ou crient en se tournant de tous côtés sans trouver le repos; ce n'est que dans le cas ou une péritonite universelle s'est déclarée, que le malade reste toujours couché sur le dos ne pouvant supporter le moindre mouvement. Il a généralement des vomissements plus ou moins fréquents, soit d'aliments, soit de bile. Dans la moitié des cas, les cas plus légers, l'abdomen a son aspect ordinaire et rend un son tympanique; seulement la fosse iliaque droite est plus ou moins sensible, tendue et dure. Dans les autres cas tout le ventre est météorisé surtout dans la fosse iliaque droite, où une pression, même la plus légère, produit des douleurs très-vives. On y trouve le plus souvent une tumeur allongée, tendue, élastique, d'une percussion presque mate ou tympanique, d'une longeur de 10 à 15 Centimètres environ et de 3 à 5 Centimètres de large, qui en général est formée par une partie d'une anse intestinale tendue et par un exudat inflammatoire. La température peut monter le soir jusqu'a 39 ou 40 degrès. Le pouls est accéléré, 80 à 100; le fléchissement de la cuisse droite est souvent douloureux quelquefois le malade a une rétention d'urine, quelquefois une dysurie. Les douleurs et les vomissements disparaissent en général ou bout de quelques jours; la tension, la sensibilité et la tumeur de la fosse iliaque droite peuvent au contraire se maintenir pendant quelques semaines. On donne de l'opium et de la morphine pour faire durer la constipation de 10 à 20 jours.

Le diagnostic ne présente que rarement de grandes difficultés. Comme cette maladie se trouve beaucoup plus souvent chez les hommes que chez les femmes, il faut faire attention, en cas de paramétrites et de péritonites locales chez les femmes, de ne pas commettre d'erreur et ne pas diagnostiquer la maladie avant une examination attentive et une exploration interne. La pérityphlite primaire due à un rhumatisme, à un traumatisme ou à d'autres causes incertaines, est une maladie, à laquelle je ne crois guère; dans tous les cas elle est aussi rare que la péricolite primaire du côté gauche, et si on l'a décrite souvent, c'est parcequ'on s'est trompé sur la péritonite adhésive ou locale. La typhlite est plus fréquente mais en comparaison de la péritonite appendiculaire elle est relativement rare; en général elle se développe à la suite d'un engorgement des matières fécales et présente une tumeur insensible du coecum et de la partie voisine du côlon ascendant. Même en cas d'inflammation de la paroi du coecum, avec ou sans ulcérations, les douleurs et la sensibilité sont beaucaup moins prononcées qu'en cas de péritonite appendiculaire, et la tumeur est plus allongée correspondant à la place et à la forme du coecum et du côlon ascendant. Si la typhlite et la pérityphlite sont une maladie secondaire, comme il peut arriver pendant la fièvre typhoïde, la tuberculose, la dyssenterie, la pyæhmie, la fièvre puerpérale, ou quand elles sont propagées au tissu cellulaire rétrocoecale par une coxalgie suppurante ou par des fusées purulentes, la première maladie les distingue de la péritonite appendiculaire. Le traitement est le même que celui indiqué tout à l'heure. On recommande une diète simple qui consiste en quelques aliments liquides, on emploie des cataplasmes, de l'opium et de la morphine en quantités suffisantes pour faire complètement disparaître les douleurs; ainsi donc il faut donner des narcotiques aussitôt que les douleurs reviennent. Si l'on n'a pas donné assez d'opium ou de morphine, les douleurs continuent, l'inflammation se développe, et l'on voit même un abscès se former ou une péritonite universelle se déclarer absolument comme si l'on avait employé des purgatifs. Je donne en général au malade des doses de 15 à 25 gouttes de teinture d'opium plusieurs fois par jour et une ou deux injections de 25 ou 30 milligrammes de morphine. Je n'emploie jamais de purgatifs, ni de lavements, ni d'onctions, ni de sangsues afin de tenir les intestins aussi tranquilles que possible et même de les immobiliser. Le besoin d'aller à la selle ne doit pas être satisfait et la constipation doit être continuée pendant plusieurs jours après la disparition de tous symptômes locaux; mais si on l'arrête trop tôt, ou si le malade va spontanément à la selle, les douleurs reviennent et l'inflammation se rallume et tire en longueur, si même il n'arrive quelque chose de pire. Après 10 à 20 jours les symptômes locaux permettent en général de cesser l'emploi de l'opium.

Si la maladie se montre sous la forme d'une péritonite universelle, elle est, dans la moitié des cas, précédée par une péritonite locale d'une durée, qui varie entre quatre et quinze jours. Cette péritonite a le caractère de toutes les péritonites dues à une perforation: des douleurs excessivement violentes, des vomissements bilieux fréquents, le balonnement considérable du ventre, la sensibilité de l'abdomen, le hoquet, la fièvre, le pouls faible, une prostration générale, qui quelquefois peut se manifester dès le commencement.

Le pronostic est mauvais, moins cependant qu'on ne l'a décrit; ainsi sur douze malades, qui ont été traités à l'hopital pendant les cinq dernières années pour une péritonite universelle, quatre ont guéri. Dès le commencement de la maladie il faut employer de l'opium et de la morphine mais en grande quantité. J'ai souvent employé des injections de morphine de 30 à 50 milligrammes, 3 fois par jour en même temps que j'ai donné 20 à 30 gouttes de teinture d'opium plusieurs fois par jour. Une seule fois la constipation a été continuée jusqu'au vingthuitième jour.

Les observations ont été receuillies, soit dans ma clientèle privée, soit à Frederiks Hospital dans lequel ont été observés 80 cas de perforation de l'appendice vermiforme suivis d'une péritonite. 30 de ces cas observés pendant les années 1866 à 1879 sont déjà publiés; les 50 autres cas ont été observés pendant les 5 dernières années. Parmi les premiers cas douze se sont terminés par la mort à la suite d'une péritonite due à une perforation, qui a été prouvée par l'autopsie dans tous ces cas; les 18 autres cas, parmi lesquels se trouvaient 2 cas de péritonite universelle, ont tous guéri. 8 cas sur les 50 derniers se sont terminés par la mort dûe à une péritonite universelle resultant d'une perforation prouvée par l'autopsie dans 6 de ces cas; pour les deux autres cas il n'y a pas eu d'autopsie. Sur 42 cas guéris il y a eu 4 cas de péritonite universelle. La mortalité pour la première série est de 12 pour 30, ce qui fait 40 %; dans la dernière série elle n'est que de 8 pour 50 ou 16 %. Voici la cause de cette différence: plusieurs des cas de la première série n'ont été reconnus comme des péritonites provenant de perforation que par l'autopsie. Le traitement par l'opium, la morphine et une constipation continue n'est devenu la règle que peu à peu et souvent encore les malades avant leur entrée à l'hôpital sont traités par des purgatifs. D'aprés mon avis, le principal dans ces inflammations de la fosse iliaque droite n'est pas de décider s'il s'est formé du pus afin de pratiquer l'incision aussitôt que possible, mais de comprendre que les ulcérations et les perforations de l'appendice vermiforme sont très-fréquentes; il faut donc que le traitement ait pour but d'éviter la perforation ou de la rendre aussi petite que possible afin que les adhérences puissent être organisées et rendre plus favorables les conditions de la résolution de l'inflammation. On obtiendra ce résultat en immobilisant les intestins. En employant des lavements ou des purgatifs on fait tout ce qu'on peut pour agraver l'inflammation; la sortie du contenu de l'intestin est facilitée, les adhérences sont déchirées, la suppuration augmente jusque à ce qu'elle ammène l'hectisie ou la péritonite universelle. Il est vrai, que les malades guérissent très souvent malgré les purgatifs, mais on ne pense pas, qu'ils courent un danger, qui trop souvent entraîne la mort.

Conclusions:

1) Les ulcérations et les perforations de l'appendice ileocoecal sont le plus souvent la cause des inflammations dans la fosse iliaque droite nommés Typhlite ou Pérityphlite.

2) La péritonite résultant de ces inflammations est nommée péritonite appendiculaire.

3) La péritonite appendiculaire se manifeste sous trois formes différentes assez bien caracterisées: la péritonite

appendiculaire adhésive (avant la perforation), la péritonite appendiculaire locale et universelle (après la perforation).

4) Le but du traitement est le plus grand repos et l'immobilisation absolue de l'intestin obtenue par un emploi énergique d'opium et de morphine. Il faut surtout se garder des purgatifs et continuer la constipation jusqu'au 28ème jour, s'il est nécessaire.

5) Ce traitement diminue la transformation de l'inflammation en suppuration ou en péritonite universelle.

BIBLIOTHEQUE NATIONALE DE FRANCE
3 7531 03105975 2

www.ingramcontent.com/pod-product-compliance
Ingram Content Group UK Ltd.
Pitfield, Milton Keynes, MK11 3LW, UK
UKHW021926230726
13925UKWH00007B/2460

9 782013 630351